AF464011

HOSPICE DE L'ANTIQUAILLE

HOPITAL-ANNEXE
DES CHAZEAUX

RAPPORT MÉDICAL

PAR

LE DOCTEUR BONNARIC
MÉDECIN EN CHEF DE L'ANTIQUAILLE

LYON
IMPRIMERIE DE PITRAT AINÉ
4, RUE GENTIL, 4

1870

HOSPICE DE L'ANTIQUAILLE

HOPITAL DES CHAZEAUX

HOSPICE DE L'ANTIQUAILLE

HOPITAL-ANNEXE

DES CHAZEAUX

RAPPORT MÉDICAL

PAR

LE DOCTEUR BONNARIC

MÉDECIN EN CHEF DE L'ANTIQUAILLE

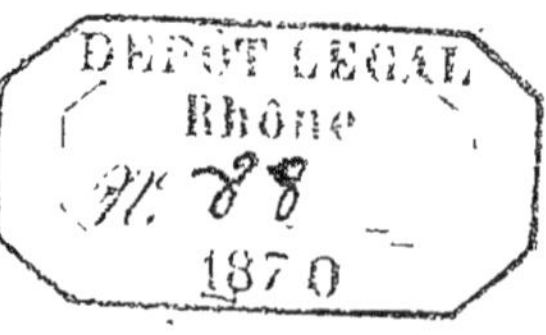

LYON

IMPRIMERIE DE PITRAT AINÉ

4, RUE GENTIL, 4

1870

A LA MÉMOIRE

DE

JEAN-GABRIEL BOUVARD

ADMINISTRATEUR-DIRECTEUR DE L'ANTIQUAILLE

PRÉSIDENT DES SALLES D'ASILE DE LA VILLE DE LYON

ETC., ETC.

Le Conseil d'administration des hòpitaux et hospices civils de Lyon publie annuellement un exposé de la situation de ces Établissements confiés à sa gestion désintéressée.

Dans ce *Compte moral administratif*, la partie médicale résume les faits les plus intéressants de la pratique hospitalière.

Onze ans de suite, j'ai apporté mon modeste tribut à cette œuvre. Cette année, lorsque, mes notes revues et classées, j'ai dû m'occuper de la rédaction de ce dernier rapport, je n'ai pu m'empêcher de jeter un regard sur la route que je venais de parcourir. Ce retour irrésistible sur le passé, a ravivé dans ma mémoire le souvenir d'une foule de faits se rattachant si bien, pour les compléter, aux observations de l'année présente, que j'ai dû leur donner une place dans mon récit.

Je n'ai jamais eu la pensée, et je ne saurais avoir la prétention de présenter ce travail comme le compte rendu de mes douze années de service à l'Antiquaille. Tout au plus puis-je espérer qu'on l'acceptera comme une faible esquisse. Ce que je ne crains pas d'avouer, c'est que je n'ai pas voulu fixer seulement quelques souvenirs, et affirmer que c'est dans l'exercice de mes pénibles et souvent dangereuses fonctions hospitalières que j'ai trouvé les plus douces consolations et les plus fermes encouragements. J'ai tenu par-dessus tout, à remercier MM. les Administrateurs de nos hôpitaux de la bienveillance qu'ils m'ont toujours témoignée, de l'empressement qu'ils ont mis à réaliser les diverses améliorations que réclamait le service de nos malades, et à leur exprimer ma reconnaissance pour le précieux témoignage de satisfaction dont ils ont, à l'expiration de mon mandat, récompensé mes efforts.

HOSPICE DE L'ANTIQUAILLE

L'HOPITAL DES CHAZEAUX

Les femmes Vénériennes et Dartreuses de l'Antiquaille occupent depuis le 1er janvier 1862, le bâtiment dit des Chazeaux.

Lorsqu'en 1857, j'ai succédé à mon regretté collègue, le docteur Potton, ces deux classes de malades étaient reléguées à l'Antiquaille, dans un local insuffisant, et aussi défectueux que possible.

Depuis le sous-sol jusqu'aux combles de l'édifice, tout était encombré. Un escalier étroit, irrégulier, desservait les salles de chaque étage, et établissait indistinctement entre les malades des contacts trop répétés.

Les nécessités du service ne pouvant s'allier à une rigoureuse surveillance, ces relations entre les vénériennes et les dartreuses, humiliantes et préjudiciables au plus grand nombre de ces dernières, étaient funestes à quelques-unes ; enfin, et pour combler la mesure, dans quelques salles on pouvait trouver pêle-mêle vénériennes et dartreuses.

On conçoit facilement que cette incessante et déplorable promiscuité rendait impossible toute discipline. L'ordre et le silence y étaient à peu près inconnus : c'était le bon temps des vociférations, des révoltes, des barricades, qui remplissaient l'hospice de scandale et de tumulte, excitaient une vive émotion dans le quartier, et dont la gravité et la durée ont rendu quelquefois nécessaire l'intervention de la force publique.

Cet intolérable état de choses, d'abord modifié heureusement par quelques changements que je fis exécuter dans les dispositions intérieures du local affecté aux vénériennes séquestrées, a cessé d'une manière définitive depuis notre installation aux Chazeaux. Dès ce jour, par le fait de la bonne organisation du service, l'ordre a régné : sans doute, j'ai eu quelquefois à punir, mais pour des actes isolés d'insubordination; aucune révolte générale ne s'est plus produite.

Le bâtiment que nous occupons depuis sept ans, à son origine, Hôtel des comtes de Mandelot, plus tard Couvent des Chazeaux, dont il a conservé le nom, servait en dernier lieu de Dépôt de mendicité. Il fait suite au cloître de l'Antiquaille auquel il est relié par une longue et belle avenue de platanes.

C'est un vaste parallélogramme, libre de trois côtés et adhérent, par son petit côté nord, à la maison de santé des Sœurs de Sainte-Marthe. Il est placé à mi-hauteur du versant oriental de la colline que couronne le sanctuaire de Fourvière. Sa façade, au levant, voit la ville à ses pieds, et jouit de la vue du cours du Rhône et des vastes plaines du Dauphiné ; dans un horizon très-lointain se dressent les sommités neigeuses des Alpes : par son grand côté occidental, il borde la montée Saint-Barthélemy.

Ce nouvel hôpital comprend un rez-de-chaussée et trois

étages. La cuisine, le réfectoire, la chapelle, les salles de bains et de douches, et, depuis cette année seulement, la pharmacie, occupent le rez-de-chaussée.

Le premier étage est réservé tout entier aux vénériennes séquestrées ; il contient cent lits répartis entre huit dortoirs.

Au deuxième étage, soixante et dix lits seulement sont affectés aux vénériennes libres ; le reste constitue la Crèche des nourrices et des petits enfants vénériens.

Les dartreuses adultes occupent le troisième étage, qui ne comprend que quatre-vingt-quatre lits.

Les salles de chaque étage prennent jour au levant : elles sont desservies par un grand corridor longeant intérieurement la façade occidentale. Ce corridor, véritable galerie, est assez spacieux pour recevoir, sans gêner en rien le passage, une file de tables et servir ainsi de réfectoire ; ce qui permet de tenir les salles dans un état de propreté inconnu à l'Antiquaille, où les malades ne pouvaient prendre leurs repas que dans l'intérieur même de leurs dortoirs.

Les vénériennes séquestrées n'ont point de communication avec le reste de la population de l'hôpital : leurs récréations se passent dans un petit préau qui leur est spécialement affecté et se trouve au rez-de-chaussée, au levant. Un escalier particulier, qui sert aussi à les conduire au bain et à la chapelle, leur donne accès dans cette cour.

Les vénériennes libres ont à leur disposition un vaste périmètre limité par le mur de clôture de la montée Saint-Barthélemy, et par une portion de la façade occidentale du bâtiment.

On permet aux dartreuses, aux nourrices et aux petits enfants de la Crèche, de jouer dans la belle avenue de platanes dont je parlais tout à l'heure.

L'enclos dans lequel est bâtie la maison est assez vaste, il est mitoyen avec l'Antiquaille par son côté sud : il descend par des sentiers pentifs, habilement tracés sur la déclivité du terrain, jusqu'à la montée du Chemin-Neuf : les arbustes, la verdure et les fleurs qui le décorent, reposent agréablement la vue.

Tel est le local et le site : voyons les malades.

I

FEMMES DARTREUSES

Cette division ne comprend que des adultes.

Les enfants des deux sexes, de la naissance à cinq ans, sont placés à la Crèche : j'en parlerai plus loin.

Les jeunes filles dartreuses, à partir de cinq ans et jusqu'à l'âge de seize ans inclusivement, forment avec les garçons dans les mêmes conditions d'âge, un service à part, et sont attribuées, depuis une dizaine d'années, au chirurgien aide-major.

A l'Antiquaille, les lits, en petit nombre, affectés aux dartreuses adultes, ne restaient jamais libres : en raison du faible mouvement qui se produit parmi ces malades, nous ne pouvions pas toujours admettre à présentation celles qui venaient nous demander nos soins. Nous déplorions ces ajournements que l'exiguité du local rendait inévitables.

Aux Chazeaux, nous nous sommes dilatés. Les quatre-vingt-quatre lits dont nous disposons, ont toujours suffi aux besoins journaliers : rarement j'ai vu mes salles au complet ; par moments même, les lits disponibles ont été assez nombreux pour me permettre de garder, surtout pendant la mauvaise saison, soit des malades radicalement incurables, soit des malheureuses que la vieillesse ou l'indigence avait poussées à l'hôpital.

Les maladies de la peau que j'ai à traiter le plus communément sont les suivantes : en première ligne, par ordre de fréquence, les éruptions vésiculeuses ou puro-vésiculeuses agglomérées, eczéma, impétigo : l'eczéma, seul ou compliqué d'impétigo, est quelquefois généralisé, c'est-à-dire occupe plusieurs régions du corps à la fois : d'ordinaire, il est limité, et quoique toutes les parties de l'enveloppe cutanée puissent en être le siége, c'est sur les membres inférieurs qu'il se jette de préférence chez l'adulte.

A la médication dépurative classique de cette maladie, j'ai ajouté dans ces dernières années le phosphate de chaux associé au fer réduit par l'hydrogène, et j'ai obtenu de cette addition des succès remarquables et assez répétés pour m'engager à la signaler et à la recommander à mes confrères. Je commence par administrer dans une cuillerée de potage cinquante centigrammes de phosphate de chaux et cinq centigrammes de fer, et augmentant de vingt-cinq centigrammes de semaine en semaine, j'arrive à la dose totale et quotidienne de trois grammes de phosphate de chaux et de cinquante centigrammes de fer.

La gale, étant traitée à la consultation externe, ne se trouve qu'à l'état d'exception et de complication dans mes salles. Aux vénériennes d'abord, je la rencontre, soit avec la syphilis, le chancre simple ou la blennorrhagie ; aux dartreuses, elle complique ou provoque diverses éruptions, soit papuleuses, soit pustuleuses, et particulièrement l'ecthyma. La destruction du parasite est la première indication à remplir ; la pommade d'Helmerick, additionnée d'essence de lavande, y suffit rapidement : l'acarus détruit, la maladie concomitante guérit souvent en peu de jours sous l'influence de quelques bains et d'une médication simplement anti-phlogistique.

Après l'eczéma et l'impétigo viennent les maladies papuleuses, le prurigo et le lichen. Celles-ci, longues à modifier ou à guérir, atteignent les malades les plus âgées et coexistent souvent avec des parasites animaux engendrés par la malpropreté et la misère.

La classe des squames est très-incomplétement représentée par un petit nombre de psoriasis, et à peine par quelques cas de lèpre vulgaire : quant à l'ichthyose, je ne l'ai pas rencontrée six fois en douze années.

La pommade d'iodo-chlorure mercureux, préconisée par M. Rochard, n'a produit sur l'éruption squameuse que des modifications passagères : chez l'homme, l'iodo-chlorure semble être plus actif et plus efficace. L'arsenic, un temps bien délaissé, reprend faveur dans le traitement des éruptions sèches, des squames surtout; il m'a procuré, soit à l'hôpital, soit dans ma clientèle du dehors, quelques guérisons fort remarquables. C'est la liqueur de Fowler que je prescris.

Quelques cas de rupia et de pemphigus, maladies longues, difficilement curables, souvent mortelles, se présentent annuellement à notre observation.

Les cancroïdes de la peau, les altérations scrofuleuses des os, et surtout les lupus, constituent le fond immuable de cette division de malades. Ces maladies ne tuent pas, mais elles ne guérissent guère, et seulement après une durée interminable.

Le lupus a été, aux Chazeaux, le sujet d'une étude très-complète de la part de M. Horand, alors élève interne, et aujourd'hui chirurgien-major désigné de l'Antiquaille. On y trouve, en effet, toutes ses formes, depuis la simple érosion épithéliale, circonscrite dans d'étroites limites, jusqu'aux destructions les plus étendues et les plus profondes. L'ulcération, à tous ses degrés, le tubercule de tout volume y ont des spécimens. C'est sur un lupus *exedens*, non ulcéreux, qui avait transformé la joue droite et le côté correspondant du cou en un tissu cicatriciel rouge, lisse, luisant comme celui de la brûlure récente, que s'était développée une production cornée de forme recourbée, mesurant dix centimètres de hauteur, et large de trois centimètres à sa base. Cette corne, mobile, sans racines, était implantée à deux centimètres en arrière de l'angle droit de la mâchoire. Elle fut enlevée par deux incisions semi-elliptiques, qui n'intéressèrent que la peau et le tissu cellulaire sous-jacent : une hémorrhagie en nappe assez abondante, m'obligea à recouvrir la plaie de tampons imbibés de la solution de perchlorure de fer de Pravaz. Le sang arrêté, la cicatrisation de la plaie s'opéra régulièrement. La personne qui était porteur de cette singulière production était âgée de cinquante ans environ, et jouissait d'une bonne santé. Deux ans plus tard, je la vis revenir avec une seconde corne qui avait poussé un peu en arrière du point d'implantation de la première : cette seconde corne avait la forme et les dimensions d'un gros ergot de coq. Elle fut enlevée d'un coup de ciseaux.

S'il est souvent malaisé de différencier certains lupus des scrofulides ulcérées, il ne l'est pas moins d'assigner à ces deux maladies, mais surtout à la dartre rongeante, une étiologie rigoureuse. Nous voyons le lupus corroder des corps jeunes, et en apparence, sauf la région partiellement atteinte, sains et vigoureux ; ce sont des jeunes filles de la campagne, principalement de la Haute-Loire et de la partie montagneuse du Lyonnais. Elles sont bien constituées, quelques-unes même sont très-fortes, et sur leurs frais visages nous voyons un organe ou une portion d'organe, nez, lèvres, joues, etc., détruit ou en voie de destruction. Au contraire, la maladie scrofuleuse, quand elle est généralisée et frappe des organismes profondément débilités, nous vient de la ville. Chez les premières, j'ai cru pouvoir assigner, comme cause très-active du lupus, surtout l'insuffisance de la nourriture. Ces jeunes filles, occupées aux travaux des champs, ne mangent jamais de viande fraîche, ne boivent point de vin, n'ont un peu de lard qu'aux grandes fêtes, et vivent de pain de seigle, de châtaignes, de pommes de terre, de fromage et de fruit ; du moins elles vivent dans un air pur. Chez les scrofuleuses de la ville, la nourriture serait convenable, mais l'habitation dans des réduits humides, où la lumière ne pénètre pas, où l'air ne peut se renouveler, telles m'ont paru être les causes actives, incessantes de ces altérations si graves des tissus. Chez les unes, c'est l'aliment de mauvaise qualité, chez les autres, c'est l'humidité et la viciation de l'air, ce *pabulum vitæ*, qui engendrent leurs maux.

Le traitement se déduit naturellement de cette genèse. Ce qu'il faut à ces malheureuses, c'est le régime analeptique et corroborant, l'aération, l'insolation et l'exercice, quand il est possible ; et comme médicaments, les préparations de quinquina, de fer, d'iode, les amers, l'huile de foie de morue, etc. — A l'extérieur, stimulation de l'enveloppe cutanée par les frictions générales sèches, par les bains de vapeur ; et localement, les balsamiques, les topiques excitants, la teinture d'iode, la solution concentrée d'azotate d'argent : mais le modificateur externe le plus puissant et le plus habituellement employé est la solution caustique de Récamier (or dissous dans l'eau régale). Deux ou trois fois par semaine, je fais barbouiller la dartre rongeante avec ce caustique qui provoque une cuisson vive, mais de peu de durée. La surface badigeonnée prend immédiatement une belle couleur jaune, qui tourne au noir violet en vingt-quatre heures. Sur certains lupus, la liqueur d'or se décompose rapidement ; l'or est réduit, et apparaît, recouvrant l'ulcère d'une pellicule brillante excessivement ténue. L'effet de chaque cautérisation est de dessécher la surface du lupus, et de le vernir d'une lamelle fine et très-adhérente. De très-nombreuses applications caustiques sont toujours nécessaires, même dans les formes les plus bénignes, pour modifier avantageusement la vitalité des tissus, enrayer le mal et amener la cicatrisation.

J'ai obtenu de ces cautérisations répétées la guérison de deux fistules lacrymales se compliquant de fongosités du sac et des tissus ambiants. M. Lassalle, dans sa thèse pour le doctorat, a relaté ces observations, et constaté la permanence de la guérison après plusieurs années écoulées.

J'ai cru pouvoir arrêter la marche trop rapide de certaines dartres rongeantes par des escharrotiques, tels que la pâte arsenicale ou le caustique de Canquoin. Les résultats obtenus, sauf chez deux ou trois malades dont j'ai publié les observations, ne m'ont pas encouragé à multiplier mes essais.

Le mouvement, entrées et sorties, est ici très-faible. Le chiffre des entrées oscille entre 150 et 200 ; pourtant, en 1867, j'ai eu 219 entrées : en 1868, ce nombre est descendu au chiffre de 160. Or, chez les petits enfants de la Crèche, les lits sont toujours occupés ; d'un autre côté, je vois que le local affecté aux jeunes filles de cinq à seize ans, et celui des garçons du même âge, sont de plus en plus insuffisants, malgré les accroissements qu'ils ont reçus dans ces derniers temps, à tel point qu'on est obligé d'inscrire les enfants qui s'y présentent pour les recevoir selon leur jour d'inscription, au fur et à mesure des vacances ; et je me demande comment il se fait que lorsqu'un trop-plein continu est l'état normal de ces deux services, comment il se fait que, lorsque regorgent tous les autres établissements hospitaliers, il ne se trouve pas assez de dartreuses adultes pour occuper les lits des Chazeaux. Je n'en saurais chercher la cause dans les conditions d'installation des malades, on n'en peut désirer de meilleures : ce n'est pas non plus la discipline de la maison qui les fait fuir ; on ne saurait louer trop dignement la bonté, le dévouement et la charité de nos religieuses hospitalières ; ce n'est pas la vue des lésions effrayantes que présentent quelques malades qui pousse à la désertion celles dont l'affection est légère ou bénigne ; non, car ces formes hideuses, que le médecin lui-même ne peut regarder sans émotion, sont assez rares pour qu'on puisse les soustraire à la vue du plus grand nombre, en les isolant dans une petite salle exclusivement réservée à ces horreurs pathologiques.

Il y a pourtant une raison à cet encombrement du côté de la jeunesse, et à cet état stationnaire du côté des femmes adultes. Cette cause, si je ne me trompe, la voici : en premier lieu, les maladies de la peau sont très-fréquentes dans l'enfance et la jeunesse ; elles sont bien moins communes dans les autres âges de la vie. Ensuite, admettez que dans un ménage d'ouvriers un enfant soit pris de croûtes à la tête ou sur le reste du corps? cet enfant se trouvant, par ce fait, exclu de l'Asile et de l'école, et ne pouvant davantage être soigné chez ses parents, que deviendra-t-il? On s'empressera de le conduire à l'Antiquaille. Au lieu de l'enfant, supposez la mère malade, viendra-t-elle à l'hôpital? non, très-probablement, car son mari, ses autres enfants, son ménage, en un mot, ne peuvent se passer de ses soins. Elle pourra bien essayer de l'hôpital pour une maladie aiguë et de courte durée, ou bien encore pour une affection cutanée chronique, au traitement de laquelle elle a épuisé en vain tous les remèdes des empiriques et des commères de son quartier; mais dans ce dernier cas, et c'est le plus commun, lorsqu'elle verra qu'à l'hospice la guérison se fait attendre, elle se lassera et demandera à retourner au milieu de sa famille, promettant de venir continuer son traitement à la consultation externe. Que nous restera-t-il donc? Les maladies chroniques héréditaires ou diathésiques compliquées de la misère et de l'abandon. On ne s'étonnera donc pas du faible mouvement qui se produit dans cette division, et de la permanence des vides que l'on trouve dans les salles. Mais les dartreuses qui nous quittent ne sont pas perdues pour la bienfaisance, et je les retrouve à la consultation gratuite de l'hospice où elles viennent chercher le soulagement et la guérison de leurs maux.

Un aperçu historique de cet intéressant service trouve naturellement ici sa place, et justifiera ce que je viens d'avancer.

II

CONSULTATION EXTERNE

A son origine, et pendant plusieurs années, la visite des malades du dehors n'a attiré qu'un nombre de clients à peu près insignifiant.

Les chirurgiens et les médecins de l'hospice, praticiens et savants, mon honoré maître, M. Baumès, MM. Gauthier et Diday, ne voyaient souvent que quatre ou cinq malades à leur consultation hebdomadaire.

A dire vrai, les indigents malades étaient peu encouragés à grimper à l'Antiquaille par des chemins faciles maintenant, mais alors étroits, rudes, mal pavés, fatigants, l'été, et dangereux, l'hiver : le médecin leur disait bien ce qu'il fallait faire pour guérir, mais l'hospice ne leur donnait pas les moyens de guérison : les conseils, sans les remèdes, c'était lettre close : comment un indigent pouvait-il acheter les médicaments dont l'action devait le débarrasser de ses maux? La consultation ne pouvant donc lui servir, il ne revenait pas : à cette époque, l'Antiquaille, dépourvue de ressources, ne pouvait distribuer gratuitement les médicaments à ces malades du dehors.

Les successeurs de MM. Gauthier et Diday, les docteurs Potton et Rodet (1847) eurent la bonne fortune d'entrer en fonctions au moment de l'annexion de l'Antiquaille aux deux autres hôpitaux, l'Hôtel-Dieu et la Charité. Cette annexion changea soudainement la situation financière de notre maison. L'administration générale des trois hôpitaux ajouta alors à la gratuité de la consultation, la gratuité des médicaments, ne demandant, pour accorder la délivrance des remèdes ordonnés par ses médecins, que la présentation à la pharmacie d'un certificat d'indigence émanant du commissaire de police de l'arrondissement habité par le malade. Dès ce moment, les clients devinrent, de semaine en semaine, plus nombreux.

Pour rendre accessibles à tous les malades sans exception la consultation et les remèdes, on a demandé, dans ces derniers temps, la suppression de ce certificat, les formalités qu'il nécessite éloignant quelques pauvres honteuses, qui n'osent aborder les bureaux de la police pour le réclamer. Je ne suis pas d'avis de cette suppression : je pense que non-seulement ce certificat doit être maintenu, mais encore qu'on doit recommander à MM. les commissaires de ne l'accorder qu'à bon escient; car c'est le seul moyen de mettre un frein à des abus que je signalerai tout à l'heure. Au surplus, l'administration des hôpitaux, généreuse dans ses agissements envers les malheureux, admet aussi à la gratuité des médicaments les porteurs de certificats délivrés par les maires et par les curés des paroisses. Elle ouvre ainsi, de la manière la plus large, la porte de la pharmacie aux indigents : avec de semblables facilités, il n'est pas un seul malade pauvre qui ne puisse profiter de ses bienfaits.

A cette époque (1849) la consultation était donnée chaque semaine, alternativement par le médecin en chef, M. Potton, et par le chirurgien-major, M. Rodet. Déjà trente à quarante clients, hommes, femmes et enfants, scrofuleux, dartreux ou vénériens, venaient en profiter. M. Rodet, par ses qualités de praticien éminent, réussit à attirer une quantité relativement considérable de malades, et lorsqu'il arriva à la limite réglementaire de ses fonctions (1855) le nombre des indigents qui venaient bénéficier de la visite gratuite avait augmenté dans de telles proportions que la surveillance de ces diverses catégories de malades était presque impraticable. Les inconvénients, et même les dangers de leur promiscuité, faciles à constater, palpables, nécessitèrent une séparation. Le nouveau chirurgien-major, M. Rollet, garda les hommes et les garçons, ceux-ci alors en très-petit nombre ; les femmes et les enfants des deux sexes furent attribués au médecin en chef. En 1860 enfin, l'affluence croissante des consultants rendit nécessaire un dédoublement nouveau. Une troisième visite fut établie ; on mit à part les petits garçons et les petites filles âgées de plus de 5 ans, et on confia leur visite au chirurgien-aide-major qui, depuis quelques années, était en possession d'un service d'enfants. C'est dans ces conditions que fonctionnent actuellement les consultations hebdomadaires de l'Antiquaille — le mardi, pour les hommes — le jeudi, pour les enfants des deux sexes au-dessus de 5 ans — le vendredi, pour les femmes et les tout petits enfants ; aussi n'est-ce plus 50 à 60 malades, comme ils venaient une fois par semaine, il y a vingt ans. Ces trois visites, auxquelles se rendent non-seulement les indigents lyonnais, mais encore ceux des communes suburbaines et jusqu'à des malades des villes voisines, ne comprennent pas moins de 350 à 400 personnes, et depuis plus de huit ans : pour mon compte, durant douze années consécutives, j'ai eu rarement moins de cent malades à chacune de mes visites. J'en compte en moyenne 125 ; une seule fois je suis arrivé au chiffre de 175 consultantes ; aussi je crois pouvoir, sans exagération, fixer à cinquante mille le nombre de consultations gratuites que j'ai données aux indigents, à l'Antiquaille, pendant la durée de mes fonctions.

Chez ces malheureuses domine la scrofule sous toutes ses formes, depuis le chapelet de ganglions sous-maxillaires jusqu'à l'ostéite et la nécrose : après la scrofule viennent les éruptions sécrétantes, eczéma et impétigo ; en plus petit nombre sont les autres dermatoses, gale, prurigo, lichen, herpes, etc., enfin, les maladies vénériennes ; celles-ci sont de beaucoup les moins nombreuses.

Pour donner à cette consultation toute la valeur dont elle est susceptible, c'est-à-dire pour qu'elle soit sérieuse et véritablement utile, sans être interminable, j'établis en tête de la feuille délivrée à chaque malade le diagnostic de l'affection ; je note même l'âge du malade quand il s'agit d'un tout petit enfant ; puis, je fais inscrire par un élève en médecine le traitement institué avec la date du jour où il commence, et le temps pendant lequel il faut continuer les médicaments avant de revenir à la consultation. A chaque visite nouvelle, je vérifie d'abord le diagnostic porté antérieurement, le rectifiant, le complétant s'il y a lieu ; ensuite j'indique que la médication doit être continuée, ou bien je note les modifications dans le traitement que comporte l'examen de la malade, et je date : je m'assure ainsi de l'exactitude des clientes à suivre le traitement prescrit, refusant les médicaments et renvoyant de la consultation celles qui, par leurs négligences répétées, se mettent dans l'impossibilité d'arriver à un résultat satisfaisant, et causent à l'hospice une dépense inutile.

La guérison étant obtenue, j'en constate l'époque sur la feuille de la consultante, lui recommandant expressément de conserver cette feuille en prévision d'une rechute possible : un bon nombre ont négligé ma recommandation ; bien d'autres s'y sont conformées, et j'ai eu ainsi l'occasion de retrouver jusqu'à cinq ou six fois, dans cette longue période de douze années, les mêmes malades porteurs de leurs feuilles de consultation dont la première date remontait à sept, huit et dix ans. Ces feuilles contenaient, je l'ai déjà dit, la notion très-abrégée, sans doute, mais aussi très-exacte, de leurs maladies successives et des moyens qui les en avaient temporairement débarrassées : elles me fournissaient ainsi des indications précieuses qui m'ont permis de reconnaître sans perte de temps et d'un coup d'œil l'affection actuelle, et de revenir sans hésitation aux moyens médicaux qui avaient réussi antérieurement.

Informé que plusieurs de ces malades vendaient les médicaments que leur donnait la pharmacie, je me suis attaché à ne prescrire que des préparations qui, par leur nature, sont le moins susceptibles de devenir l'objet de ce honteux trafic.

J'ai donc supprimé presque tous les sirops, toutes les pastilles, donnant la préférence aux formes pilulaires et aux poudres médicamenteuses. Je crois avoir ainsi notablement atténué cet abus et mis les malades dans l'obligation de prendre leurs remèdes.

Le local trop défectueux où se donnent les consultations n'a pu être changé, à mon grand regret, par l'effet de l'encombrement excessif de l'hôpital.

Cette salle de visite, exiguë, recevant le jour uniquement par un toit vitré et placé à une grande hauteur, ne donne, l'hiver, qu'une clarté tout à fait insuffisante, et ne permet, en aucune saison, une exploration facile et complète de certaines régions, de certains organes. Sans doute, lorsque le départ des aliénés pour l'asile de Saint-Denis de Bron, en ce moment en construction, aura fait une large place, il sera facile de trouver une salle parfaitement appropriée à la visite des malades externes. Mais qu'est-il besoin d'attendre cette époque, peut-être encore fort éloignée, pour remédier aux inconvénients signalés? Les Chazeaux viennent d'être pourvus d'une pharmacie. Ne semble-t-il pas qu'il y aurait dès lors tout avantage à y transporter le siége de la consultation du vendredi? La salle de visite est parfaitement disposée pour toute espèce d'exploration; je ne vois aucune difficulté au changement que je propose, et je puis, avant l'épreuve, en indiquer les avantages. Le cabinet de visite, suffisamment spacieux, bien éclairé, est pourvu de tous les instruments nécessaires à l'examen des organes, aux opérations et aux pansements Le vestibule et les couloirs qui le précèdent sont assez grands pour contenir et abriter la nombreuse clientèle qui se rend aux consultations, et la pharmacie qui fonctionne pour l'intérieur pourra, sans encombre, distribuer les médicaments. L'hôpital des Chazeaux, avec sa population intérieure de trois cents malades, est assez important pour vivre de sa vie propre; il ne doit avoir besoin de la grande maison que dans des circonstances très-limitées et tout à fait exceptionnelles. Plus tard, j'en ai la conviction, les trois consultations externes de l'Antiquaille finiront par être centralisées, dans l'intérêt des malades qui s'y rendent, au bas des jardins de l'hospice, à la montée du Chemin-Neuf.

III

VÉNÉRIENNES SÉQUESTRÉES

Ces malades appartiennent à la prostitution réglementée. La presque totalité est étrangère à Lyon. Elles nous arrivent de tous les points de la France et des pays circonvoisins. J'ai remarqué, pour la France, que les départements du centre nous fournissaient le contingent le plus nombreux.

La Belgique, les provinces allemandes du Rhin, la Bavière, la Suisse, et principalement Genève, en envoient un bon nombre, ainsi que le Piémont. L'Angleterre, l'Espagne ont aussi leurs représentants dans ce lazaret de la débauche. J'ai enfin trouvé parmi elles des échantillons de nos possessions africaines, des mauresques et des négresses.

Quelques-unes de ces femmes sont jolies; un très-petit nombre sont même belles : pour la plupart, elles sont vulgaires. Elles sont jeunes, c'est leur principal attrait, et la durée en est éphémère ! On en rencontre qui ont dépassé la quarantaine et sont atrocement laides ou difformes; plusieurs ont fait jusqu'à quinze et vingt séjours à l'hospice. Elles sortent presque toutes des derniers rangs de la société. Ignorantes, sans éducation, sans manières, la vie de débauche qu'elles mènent achève d'oblitérer ce qui leur restait de sens moral après leur première chute et les conduit quelquefois à un état de bestialité au-dessus de toute expression. La misère, la paresse et la vanité, plus encore que l'ardeur libidineuse des sens, les ont jetées dans la voie de perdition. Dès leurs premiers pas dans cette funeste route, elles n'ont plus la force, malgré quelques regrets tardifs, de retourner dans le droit sentier. Elles s'enfoncent dans le vice, fatalement et de plus en plus, par l'influence sans cesse agissante du milieu immonde où elles sont tombées. Lâches, pusillanimes, elles redoutent la douleur et ne se soumettent que contraintes aux opérations les plus simples, les plus rapides et les plus efficaces en même temps, telles qu'ouverture d'abcès, excision de végétations, etc. Superstitieuses, à la moindre fièvre elles se croient perdues ; elles invoquent la Vierge et les saints, et leur promettent de changer de conduite. Les Religieuses hospitalières se laissent prendre trop souvent à ces semblants de conversion, et si leur résolution se maintient après guérison, les Sœurs, pour les soustraire aux dangers d'une rechute, les font admettre à la Providence de Sainte-Élisabeth, refuge des filles repenties. Leur séjour dans ce pieux asile n'est jamais de longue durée. Déshabituées de toute règle et de tout frein, elles ne peuvent se plier à la discipline de la maison ; elles ne savent plus prier, et, ne se souvenant plus des misères de leur existence passée, elles ne rêvent, elles n'aspirent qu'à recouvrer leur liberté : une fois sorties du port, on est bien assuré qu'elles n'y retourneront pas.

Les sentiments de la famille leur font absolument défaut. Ne rougissant de rien, elles ne comprennent pas la honte que leur dégradation cause à leurs parents : *Cùm in profundum venerit, contemnit.* Par-dessus tout, elles redoutent la maternité, et non-seulement repoussent leurs enfants de leur sein, mais encore leur témoignent une aversion qui nous a fait craindre maintes fois pour la vie de ces petits êtres. Je dois convenir, cependant, que ceux-ci leur seraient une gêne et un fardeau, et que la misère ainsi que leur horrible train de vie pourraient presque être invoqués comme excuse par ces malheureuses. Mais si, dans le naufrage de tous leurs sentiments, on reconnait avec tristesse qu'elles n'ont pas su conserver même l'amour maternel, et remplir les devoirs qu'il impose, certes, ce reproche ne peut leur être adressé, c'est plus pénible à dire, par les jeunes épouses mères de nos jours ! De celles-ci, en effet, combien peu allaitent leurs enfants ! Combien, au contraire, s'en dispensent sans motifs sérieux et légitimes !

Les vénériennes séquestrées nous sont envoyées par le bureau des mœurs. Elles sont obligées de se soumettre toutes les semaines à la visite d'un médecin : celles reconnues malades, ou simplement soupçonnées de l'être, sont retenues et conduites aux Chazeaux pour y être traitées jusqu'à guérison. Autrefois ces visites étaient bi-mensuelles. Le long intervalle qui s'écoulait entre deux visites laissait le champ libre à une nombreuse série d'infections ou de contagions, et il arrivait que, dans cet espace de temps, la lésion génératrice avait pu se cicatriser et disparaître, ou n'être plus appréciable. Ainsi, des femmes accusées d'avoir communiqué du mal, ont pu être trouvées parfaitement indemnes et présenter plus tard les symptômes secondaires de la syphilis ; le chancre infectant dont elles étaient porteurs, ou avait échappé à l'exploration, ou s'était cicatrisé dans l'espace de quinze jours. Avec les examens hebdomadaires des femmes en carte, les accidents même les plus fugaces ne peuvent échapper à l'œil du médecin : aussi ai-je constaté que depuis la réorganisation du service sanitaire, il y a deux ans, les lésions initiales des maladies vénériennes envoyées à l'Antiquaille sont plus nombreuses que sous l'ancien mode ; et, pour ne parler que du chancre induré, antérieurement à cette réorganisation, je ne trouvais que 7 ou 8 chancres infectants au plus, par année, tandis, que j'en ai constaté 37 l'année passée, et 30 dans le courant de cette année pour un nombre égal de malades.

Ces examens plus fréquents, et où le spéculum intervient sans exception, ont réagi favorablement sur les habitudes des filles soumises. Sachant qu'elles ne peuvent se soustraire aux visites exploratives sans encourir de sévères punitions ; sachant que l'érosion simple, que la seule malpropreté des organes génitaux peut motiver une arrestation qu'elles redoutent fortement, ces filles deviennent plus prudentes, plus réservées et se livrent à des soins hygiéniques qu'elles négligeaient autrefois.

Toute fille arrêtée est envoyée aux Chazeaux munie d'un bulletin portant l'indication de la maladie dont elle est affectée. Avant la réorganisation du service sanitaire, ce bulletin n'existait pas. Je l'avais depuis longtemps demandé avec instance dans plusieurs de mes rapports à l'administration. Cette lacune m'obligeait à des explorations longues et quelquefois sans résultat : la délivrance de ce bulletin a simplifié mon travail.

Le mal m'est signalé : je vérifie, je complète, s'il y a lieu, le diagnostic de mon collègue du service sanitaire, et à la sortie de la malade de l'hôpital, je renvoie à mon tour à la préfecture un certificat contenant l'énoncé de l'affection que j'ai observée, traitée et guérie. Grâce à ces documents se complétant l'un l'autre, la statistique des maladies vénériennes à Lyon pourra être établie sur des bases sérieuses.

Les maladies vénériennes, fléau des populations, sont surtout redoutables dans les grandes villes ; c'est là qu'elles doivent être surveillées, traquées, et, s'il est possible, étouffées dans leur germe. Et comment atteindre ce but si désirable ? La chose n'est pas facile. Les visites sanitaires sont un excellent moyen de préservation, je le reconnais; mais d'abord l'homme, le militaire excepté, n'y peut être soumis. Nombre d'ouvrières pour qui le libertinage est un appoint à l'insuffisance de leurs salaires, y échappent également; et malheureusement, c'est par la prostitution clandestine que les maladies vénériennes se propagent avec le plus d'activité et d'énergie : reste donc seulement une catégorie fort restreinte de femmes pour lesquelles la visite est obligatoire; or, pour celles-là je viens de constater le résultat favorable que les visites plus fréquentes permettent d'obtenir. Cependant, aux mesures mises en vigueur pour atténuer, pour supprimer les dangers de la prostitution, une mesure complémentaire me paraît formellement commandée ; elle a trait à la nomination des médecins chargés de la visite des filles en carte. Cette nomination appartenait autrefois aux maires de la ville de Lyon; et quand ces maires, Lyonnais par la naissance ou par une longue habitation, étaient de plus des médecins éminents ayant nom Prunelle et Terme, on était assuré de n'avoir que des choix excellents. Depuis 1852, c'est le Préfet qui pourvoit à ces places. Ce haut fonctionnaire, étranger à la ville, absorbé surtout par les grandes affaires que comporte l'administration du département et de la cité lyonnaise, comment saura-t-il, lorsqu'une place de médecin sanitaire sera vacante, discerner parmi les nombreux postulants, le plus capable de la bien remplir? Ne pourra-t-il pas se tromper? Et pourtant, au point de vue de la santé publique ces fonctions ont une importance extrême; elles supposent chez celui qui est digne de les exercer des connaissances spéciales et une grande habitude de cette classe de malades. En effet, le médecin le plus zélé, le plus consciencieux, mais qui n'a pas fait une étude approfondie des maladies vénériennes, ne saura pas chercher ni trouver ce qu'un spécialiste verra du premier coup d'œil; il ne reconnaîtra pas ou ne rattachera pas à leur véritable cause des accidents que caractérisera sans peine son confrère habitué à observer les évolutions de la syphilis, ou les formes multiples des autres maladies vénériennes; d'où je déduis la nécessité d'attribuer l'examen des femmes publiques, surtout à des médecins spécialistes; ce sera là le couronnement de la règlementation sanitaire, mise en vigueur depuis deux ans, et que je loue sans réserve. A Lyon, ces médecins ne seront pas difficiles à trouver. Le Dispensaire spécial et l'Antiquaille sont leur pépinière naturelle; mais loin de moi la pensée de ne pas tenir compte des droits acquis et de toucher aux positions existantes. Ce que j'ai l'honneur de proposer, l'avenir devrait le réaliser progressivement. Que faudrait-il pour cela? Décider d'abord que les fonctions de médecin sanitaire seront données, par préférence, aux médecins du Dispensaire spécial, ou aux docteurs, anciens internes à l'Antiquaille, et instituer un jury médical ayant mission d'apprécier les titres et qualités des postulants. Ce jury dresserait une liste de trois noms pour chaque place vacante. Avec cette double garantie, M. le préfet ne pourrait jamais courir le risque d'égarer son choix sur un homme incompétent, et le service sanitaire arriverait, avec le temps, à donner tous les bons résultats que l'on s'est efforcé d'obtenir en le réorganisant.

Je me suis peut-être trop occupé de la prophylaxie des maladies vénériennes dans ses rapports avec la police sanitaire, j'arrive vite à ce que je veux dire des maladies elles-mêmes.

En 1836, au début de mes études médicales, le célèbre professeur Lallemand nous enseignait qu'un principe unique, le virus vénérien, véritable Protée, se manifestait indistinctement par les formes, par les aspects les plus dissemblables et les plus étranges : la blennorrhagie, les chancres, les bubons, la syphilis, étaient les produits de ce virus, *lues venerea*. Déjà pourtant, quelques médecins avaient cité des faits et des expériences établissant que la blennorrhagie n'est pas de la même famille que le chancre ; mais ces enseignements n'avaient pas eu de retentissement ni d'écho. C'est à Ricord, c'est à ses inoculations multipliées, c'est à ses brillantes leçons cliniques que revient l'honneur d'avoir popularisé la doctrine anglaise de Bell sur la non identité de la blennorrhagie et de la syphilis; et c'est M. Bassereau, un de ses élèves, qui a le mérite d'avoir établi la doctrine française non moins importante de la dualité chancreuse. Le retentissement des travaux de Ricord excita partout le zèle et l'émulation. Les recherches cliniques et expérimentales se multiplièrent pour l'élucidation des questions si obscures, si embrouillées ou si controversées des maladies vénériennes. A ce mouvement scientifique très-remarquable, l'Antiquaille a pris une large et glorieuse part. Les nombreuses publications, les ouvrages *ex professo* qui sont sortis de son enceinte, ont donné à son nom une éclatante notoriété ; à leurs auteurs une place honorable parmi les médecins distingués de notre époque ; et je puis dire du *Traité des maladies vénériennes* du docteur Rollet, qui vient d'être publié, que cet ouvrage est le guide lumineux et sûr de la jeunesse médicale dans l'étude de cette branche si importante de la pathologie. Je devais ce juste tribut d'hommages à mes prédécesseurs, à M. Baumès, mon maître ; et, à mes collègues, ce témoignage aussi sincère que désintéressé.

A l'unité vénérienne brisée, ont succédé trois maladies spéciales, la syphilis, le chancre simple et la blennorrhagie. Voyons dans quelle proportion elles vont se trouver chez les malades, au nombre de 629, qui m'ont été envoyées cette année par le bureau des mœurs.

Le dépouillement de mes cahiers de visite me donne :

Syphilis.	116 cas, dont 30 chancres indurés.
Chancres simples. .	95
Blennorrhagie. . .	196

Le reste appartient à des affections diverses que je passe sous silence. Les chiffres que je viens de citer établissent entre les trois espèces de maladies vénériennes les proportions suivantes : le chancre infectant étant l'unité, le chancre simple est 3 et la blennorrhagie, 5, 6. En 1867, j'ai obtenu à peu près les mêmes résultats : dans l'ordre de leur fréquence, la blennorrhagie tient donc la première place, le chancre simple vient en seconde ligne, la syphilis, maladie infectieuse, reste au troisième rang; *non longo, proximus, intervallo.*

Un mot sur chacune d'elles.

A. Syphilis. — Chancre induré. Cet ulcère, porte d'entrée de la vérole, n'offre pas toujours chez la femme les caractères tranchés faciles à apprécier chez l'homme : l'induration chondroïde ou parcheminée de sa base est quelquefois à peine accusée : il est particulièrement difficile d'en constater l'existence lorsque l'ulcération siége à la fourchette ou à l'entrée du vagin. Ses bords ne font pas constamment relief, même sur les grandes lèvres ; la couleur chair de jambon peut aussi faire défaut ; enfin, chez les personnes ayant de l'embonpoint, la pléïade ganglionnaire bi-inguinale peut échapper à la perception tactile, circonstances qui rendent le diagnostic incertain.

Le siége du chancre syphilitique chez les filles publiques est, en première ligne, la région génito-anale : après vient l'ouverture de la bouche; les chancres des amygdales sont rares : les amygdales sont le siége de prédilection des accidents secondaires, ulcérations, plaques opalines, etc.

Les érosions du col utérin, par leur fréquence, ont attiré mon attention, et pourtant je n'ai pu être pleinement affirmatif qu'un petit nombre de fois touchant l'existence du chancre syphilitique sur le col de la matrice. Dans ces quelques cas, le doigt percevait distinctement l'induration, l'œil la voyait, ainsi que les autres caractères de l'ulcère infectant ; nul autre indice de syphilis n'existait chez les porteurs qui, peu de jours après cette constatation, furent couvertes d'une éruption spécifique bien caractérisée.

Quelques spécialistes prétendent que le chancre huntérien est fatalement suivi des symptômes constitutionnels, tels que papules muqueuses, syphilides, etc. Généralement, je l'accorde : toujours, ce n'est pas mon avis ; car j'ai vu, et mes internes ont vu comme moi, le chancre induré guérir sur place et rester le signe unique de la syphilis. Mais, me dira-t-on, ces sujets étaient déjà syphilisés ? Je réponds que je n'ai rien négligé pour m'assurer du fait, et éviter ainsi cette cause d'erreur. Lorsqu'on inoculait le virus variolique pour préserver de la variole spontanée, les éruptions consécutives très-discrètes n'étaient-elles pas la règle ? Pourquoi n'en pourrait-il pas être ainsi de la syphilis ? N'a-t-on pas admis des véroles si bénignes qu'on a prétendu qu'elles pouvaient guérir, qu'elles guérissaient sans traitement spécifique ? Qu'y a-t-il donc d'impossible à ce que la syphilis s'accuse par un seul accident, le chancre de début, et qu'un traitement rationnel aidant, elle guérisse sans autre manifestation ?

On a dit encore que traiter le chancre induré, c'était s'exposer à aggraver ultérieurement les explosions secondaires du virus infectant, et en rendre la guérison plus lente et plus difficile. Je ne partage ni cette manière de voir, ni ces craintes. En effet, dans ma clientèle en ville, j'ai donné des soins à des malades dès les premiers jours de l'apparition du chancre induré. Ces clients, ayant les plus sérieuses raisons de redouter l'apparition sur le tégument, des symptômes syphilitiques, me priaient instamment de les traiter au plus vite, espérant ainsi échapper à ces stigmates et à leurs conséquences redoutées. Les guérisons obtenues aux Chazeaux m'y auraient seules déterminé : j'ai donc traité, et nombre de fois, l'ulcère infectant et sa pléïade, par les préparations mercurielles ; or, les résultats de cette médication sont assez avantageux et assez concordants pour m'autoriser à affirmer, que si je n'ai pas toujours prévenu le développement des accidents consécutifs, j'ai réussi, du moins, à en atténuer singulièrement et la gravité et la diffusion; et cependant, le traitement de ces clients ne s'exécutait pas dans les conditions de régularité, de soins hygiéniques, et surtout de calme moral si nécessaires au succès.

La syphilis constitutionnelle nous arrive sous des formes, en général, légères. Je n'ai pas besoin d'ajouter que cela tient à ce que ses manifestations sont près de leur début. Ainsi, sur les 86 malades en proie à la vérole confirmée, je note 62 fois les plaques muqueuses, 21 fois des syphilides, et 15 fois seulement des symptômes tertiaires; et ceux-ci, terminaison ultime de lésions plusieurs fois récidivées chez de vieilles prostituées.

Je ne dirai qu'un mot du traitement.

J'ai abandonné dès les premiers jours de mon entrée en fonctions les médicaments insolubles, et les formes pilulaires de ces médicaments, à l'encontre de ce que je fais à la consultation externe. J'avais reconnu, durant mes suppléances, et les Religieuses avaient, longtemps avant moi, constaté qu'un certain nombre de malades ne prenaient pas les pilules prescrites de Ricord, de Sédillot ou de Dupuytren. Elles recevaient bien la pilule, mais, au lieu de l'avaler, elles la dissimulaient dans leur bouche et la crachaient quelques instants après, lorsqu'elles étaient assurées de n'être pas vues. Le lendemain, on trouvait ces pilules ou derrière les lits ou dans les chaises. Je ne prescris donc plus que des médicaments solubles. Ceux-là, les malades sont dans l'impossibilité de ne pas les prendre. J'emploie la liqueur de Van-Swieten dans le traitement de l'accident primitif, des plaques muqueuses, et des syphilides papuleuses ou papulo squameuses. Je débute par la dose de dix grammes que je porte la semaine suivante à douze, ensuite à quinze, puis à vingt grammes; bien rarement je vais au delà. Cette liqueur mercurielle est bue pure; on donne tout de suite après une tasse de tisane de salsepareille. Même à la faible dose de dix grammes, bien inférieure à celle que conseillent les auteurs classiques, cette préparation rencontre des estomacs réfractaires qui la vomissent peu après son ingestion. Je la remplace alors, et souvent avec succès, par le sirop de Cuisinier additionné et faiblement opiacé.

Dans les formes plus graves ou plus avancées de la syphilis, je fais usage de la teinture de cyanure de mercure ou du sirop de Boutigny (deuto-iodure-ioduré de mercure). Ce sirop et une tisane iodurée font la base de la médication des accidents tertiaires. La dose quotidienne d'iodure de potassium, en dissolution dans la tisane, s'élève progressivement de 50 centigrammes à 3 grammes : je n'ai eu besoin qu'exceptionnellement de franchir cette dernière limite. A toutes ces syphilitiques, je fais prendre par semaine, sauf contre-indication formelle, un et quelquefois deux bains de sublimé corrosif (10 à 15 grammes de sublimé par bain) : et toutes les trois semaines j'ordonne un purgatif salin. Lorsque les squames et l'exfoliation furfureuse des éruptions sèches, lorsque les croûtes des syphilides sécrétantes sont tombées et les excoriations cicatrisées, lors enfin qu'il ne reste que les taches cuivrées du tégument, je remplace les bains de sublimé par quelques bains sulfureux. La stomatite mercurielle a, sans doute, trouvé dans cet ensemble de moyens un préservatif assuré, puisque, dans le long espace de douze années et sur un nombre de près de deux milles femmes syphilitiques ainsi traitées, je n'ai pas vu la salivation survenir, peut-être six fois.

La durée du traitement est en moyenne de deux mois pour l'accident primitif, les plaques muqueuses et les syphilides légères, discrètes. Lorsque la poussée secondaire est confluente, lorsque j'ai affaire à des ecthymas généralisés, à des rupias, l'altération concomitante de la constitution du sujet influe nécessairement sur le traitement qui doit être longuement prolongé. Il en est de même lorsqu'il s'agit de périostoses ou de destructions tertiaires du tissu osseux.

B. Chancre simple. — L'ulcère contagieux mais non infectant a toujours été plus nombreux que le chancre induré. Ainsi, cette année, j'ai eu trois chancres simples pour un chancre induré, l'an passé la proportion était un peu moindre, 2, 3 chancres mous pour 1 chancre infectant. Ce qu'il y a de singulier et qui mérite d'être consigné dans ce rapport, c'est que cette même proportion entre les deux espèces de chancres qui existait dans le quartier des hommes, il y a peu d'années, tend de plus en plus à s'amoindrir et presque à se renverser. Le chiffre des chancres simples diminue, celui de l'ulcère syphilitique augmente d'autant ; et je lis dans le rapport de mon collègue Gailleton, que le chancre simple a été noté par lui 60 fois seulement, tandis qu'il a trouvé 67 chancres syphilitiques.

Le chancre simple, chez la femme comme chez l'homme, a son retentissement sur les ganglions voisins qui s'engorgent promptement. Chez la femme, la résolution est la terminaison la plus fréquente de ces adénites : ma statistique établit en effet que les bubons suppurés ont été, relativement aux chancres mous, dans la proportion de 1 à 14. Aux hommes, on a trouvé 1 bubon suppuré pour 3 chancres virulents ; nouvelle confirmation de la proposition maintes fois formulée, que le bubon suppuré est bien moins fréquent chez la femme que chez l'homme pour un nombre égal de chancres simples.

Le bubon chancreux peut tourner au phagédénisme. Cette transformation ne s'est présentée qu'un petit nombre de fois à mon observation, et jamais avec les caractères de progression incessante dont les auteurs citent de remarquables exemples. Je n'ai donc été qu'exceptionnellement dans la nécessité de leur opposer, soit le fer rougi à blanc, soit les caustiques destructeurs. Les topiques usités dans le traitement du chancre simple (je les mentionnerai tout à l'heure) sont indiqués ici, mais à dose plus concentrée ; j'ai employé aussi la solution de tartrate de potasse et de fer recommandée par Ricord ; toutefois, ce qui m'a le mieux réussi, ce sont les pansements avec le collyre de Lanfranc.

Je me borne à mentionner le chancre de l'anus, siégeant entre les plis radiés du sphincter, où il pourrait être confondu quelquefois avec la rhagade ; ce chancre, très-douloureux, est aussi très-long à guérir.

Enfin, je dois noter, en raison de leur extrême rareté, le chancre simple de la partie profonde du vagin et du col de l'utérus, et le chancre chronique non contagieux, non inoculable, dont je trouve, de loin en loin, quelques cas.

Je traite le chancre simple par le repos, une alimentation douce, des boissons sudorifiques, quelques purgatifs et des bains. Localement, je cautérise l'ulcération tous les deux ou trois jours, avec le crayon de nitrate d'argent, et dans l'intervalle de deux cautérisations, je recouvre le chancre avec des plumasseaux de charpie imbibés, soit d'une solution au dixième, du sel d'argent, soit de vin aromatique additionné de tannin ou de teinture d'iode. A l'aide de ces moyens, la guérison est obtenue ordinairement dans l'espace de trois ou quatre septenaires.

3. BLENNORRHAGIE. — 195 blennorrhagies sont entrées aux Chazeaux en 1868. Dans ce nombre, j'ai trouvé sept blennorrhagies du rectum : ce sont les plus rebelles. L'uréthrite aiguë est rarement seule, la blennorrhagie envahissant simultanément le vagin et s'étendant jusqu'au col de l'utérus. Elle n'épargne pas les follicules de la muqueuse, et surtout les glandes d'Huguier, dont elle provoque habituellement la suppuration. Les abcès des glandes vulvo-vaginales, en raison de leur fréquence chez les malades, méritent une mention. Ils n'ont jamais été doubles, un côté seul est envahi : la partie inférieure de la grande lèvre atteinte commence à grossir, à s'œdématier ; le gonflement ne tarde pas à s'étendre à toute la lèvre et au périnée, mais surtout fait un relief considérable à l'entrée du vagin, qu'il obstrue : sur ce point, la muqueuse est luisante et livide ; l'incision donne issue à un pus noirâtre, sanguinolent et d'une excessive fétidité. Ces abcès se reproduisent par l'action irritative la plus légère en apparence, et finissent par laisser un engorgement, une induration qui peut atteindre le volume d'une grosse noisette. En même temps, l'orifice du kyste s'élargit et se creuse en infundibulum ; son fond reste grisâtre, comme évasé et

prend toutes les apparences du chancre chronique. J'ai trouvé chez quelques vieilles vénériennes l'extrémité du canal de l'urèthre induré, rouge, fongueux; le méat entr'ouvert, refoulé vers la symphise du pubis, laisse suinter par la pression une sérosité roussâtre et teintée de sang. Cette sanie du méat ne s'inocule pas; il en est de même du liquide puisé au conduit excréteur de la glande d'Huguier. Le traitement n'amène ni résolution, ni modification, dans l'un et l'autre cas, et les malades, après plusieurs séjours infructueux aux Chazeaux, obtiennent de n'être plus arrêtées.

Les fluxions répétées, les hypersécrétions de la muqueuse uro-génitale, causées, entretenues, aggravées par des excès de tout genre et de tous les jours, quelle influence ont-elles sur l'utérus et sur ses fonctions? Cette question, je me la suis posée bien souvent. *A priori*, j'admettais une action perturbatrice, délétère, pour ainsi dire. Il n'en serait pourtant rien, si j'en juge par mes observations cliniques mille fois renouvelées. Et d'abord, en ce qui concerne l'excrétion menstruelle, il ne m'a pas semblé que relativement à ses époques d'apparition, à son abondance et à sa durée, elle se différencie notablement de celle des personnes ayant la conduite la plus régulière et les mœurs les plus pures.

L'engorgement sub-inflammatoire du col et du corps de l'utérus, la métrite chronique, n'existe pas chez ces malades. En douze ans, je n'ai pas trouvé un seul polype utérin; à peine deux ou trois carcinômes. J'ai touché nombre de cols à deux centimètres environ au-dessus de l'anneau vulvaire : cet abaissement considérable, connu des malades elles-mêmes, ne déterminait aucune souffrance, aucune gène. D'autre fois, le col se loge tout à fait en arrière vers l'angle sacro-vertébral; le doigt ne l'atteint qu'avec grande difficulté, et ne parvient pas toujours à le ramener à sa direction normale et à redresser l'utérus; les femmes ne se plaignent pas. Les douleurs des reins et de la région hypogastrique, les pesanteurs au périnée ou à l'anus, qui donnent la sensation, dans la station debout ou pendant la marche, d'un corps volumineux tendant à s'échapper au dehors, les névro-pathies utérines enfin, sont à peu près introuvables dans le service. Et dire que ces états pathologiques sont si fréquents et si rebelles chez les femmes dont l'existence se passe tranquille et chaste au foyer de la famille !

A quoi peut tenir cette immunité? Tout le monde sait combien chez les prostituées les grossesses sont rares, combien, au contraire, l'infécondité est commune : j'ai remarqué que leur col utérin est diminué de volume, comme rapetissé. Cette espèce d'atrophie s'étend, on n'en saurait douter, au corps de l'organe lui-même, et très-probablement aussi, aux ovaires. D'où la conséquence que chez les prostituées, les excès vénériens produisent les mêmes effets que chez l'homme. Le sang menstruel et l'ovulation perdent leurs qualités normales, comme le liquide séminal perd sa consistance crémeuse et devient incolore et séreux : la stérilité chez la femme publique, l'impuissance chez le débauché dérivent donc de la même cause, l'abus des plaisirs sexuels. Et la justesse de cette conjecture est confirmée par ce fait qui se renouvelle assez souvent, savoir : que telle fille de maison inféconde pendant qu'elle se livrait à la débauche; retirée du lupanar, a pu devenir mère après plusieurs années d'une conduite relativement calme et régulière.

L'urèthre a été le siége d'un certain nombre de polypes pédiculés, sept ou huit. Une seule fois la petite tumeur avait franchi le méat : dans tous les autres, elle le dilatait, l'obstruait, et apparaissait sous la forme et avec les dimensions d'un gros noyau de cerise. Un stylet mousse introduit dans le canal me permettait d'en préciser le point d'implantation à un centimètre et demi environ en arrière de l'orifice uréthral. Saisir la petite tumeur, l'amener au dehors par une douce traction, exciser le pédicule, et cautériser la surface saignante, était l'affaire d'un moment; ces polypes ne se sont pas reproduits : je n'ai pu les confondre avec des végétations; celles-ci en diffèrent par la forme, la couleur et la consistance; après l'excision, elles repoussent avec une opiniâtre facilité, et ne sont presque jamais solitaires, on en trouve toujours de concomitantes sur d'autres points de la muqueuse. Ces polypes se montrèrent dans le cours de deux années consécutives : dans ces quatre dernières années, je ne me souviens pas d'en avoir vu un seul.

Les blennorrhagies traitées aux Chazeaux se classent ainsi :

Les cas aigus constituent une faible minorité, la presque totalité appartiennent à la blennorrhagie uréthrale, vaginale et utérine chroniques.

La blennorrhagie uréthrale arrivée à une période ultrà chronique n'a pour dernière expression qu'un suintement léger, une goutte. A cet état, elle peut encore conserver sa propriété contagieuse; elle est alors difficile à diagnostiquer, et difficile à guérir.

Pour la reconnaître, les caractères tirés de la douleur et de l'aspect des tissus sont négatifs: c'est le produit sécrété qu'il faut découvrir. A cet effet, le doigt indicateur, profondément introduit dans le vagin, est appliqué sur la paroi supérieure de ce conduit, pressant sur le canal de l'urèthre : on retire le doigt en continuant cette pression, ou plutôt cette expression, d'abord derrière le pubis, puis dessous, et enfin en avant de la symphise pubienne : en arrivant au méat, le doigt en fait sortir une goutte d'une matière jaunâtre, épaisse, ou séro-purulente. Il ne faut pas confondre cette goutte avec le mucus émergeant de deux gros follicules qui s'ouvrent sur les côtés du méat et quelquefois sur son orifice même. La sécrétion de ces follicules est d'un blanc laiteux, nacré, et reste distincte du liquide uréthral exprimé, lequel apparaît toujours le premier, les follicules ne se vidant qu'après, lorsque le doigt est parvenu à l'extrémité de sa course. Il arrive pourtant que ces follicules participent à la maladie ; dans ce cas, leur produit est altéré et ne diffère pas dans sa coloration, dans ses qualités physiques, de la goutte uréthrale.

La pression même énergique du canal ne cause ni plaintes ni récriminations de la part des malades, ce qui laisse supposer qu'elles n'en éprouvent aucune douleur : on conçoit dès lors avec quelle déplorable facilité ces blennorrhagies peuvent se transmettre, le porteur ignorant réellement, ou cherchant à dissimuler une maladie qui l'incommode si peu. J'ai été consulté par une femme qui ayant eu fortuitement, à l'âge de 18 ans, un seul rapprochement avec un jeune homme, éprouva dans les organes sexuels des cuissons et des douleurs qu'elle attribua à de légères déchirures; puis survint une perte blanche peu abondante. La jeune fille n'osa ni avouer sa faute, ni se plaindre ; elle ne fit donc aucun traitement, se bornant aux soins de propreté : la blennorrhée persista, et à l'âge de 25 ans, sept ans après, s'étant donnée à un homme qu'elle aimait, elle lui communiqua une blennorrhagie des plus intenses ! La blennorrhée, malgré sa bénignité apparente, peut donc conserver les propriétés contagieuses de la blennorrhagie aiguë : à ce degré, elle ne détermine jamais chez le porteur ni l'adénopathie inguinale, ni la cystite; elle reste exclusivement locale.

Pour tarir ces gouttes, ces suintements sans cesse renaissants, j'ai fait usage des préparations les plus usitées et les plus vantées. Le cubèbe, le copahu, la térébenthine, le goudron, le fer, etc., ont été prescrits isolément ou associés : mais si le médicament était impuissant, le mauvais vouloir des malades ajoutait bien davantage aux causes d'insuccès ; et j'ai dû faire une plus large part à la médication locale, qui ne peut être ni omise, ni même négligée par les malades : les guérisons sont alors devenues plus nombreuses. J'ai particulièrement retiré de bons effets de la cautérisation du canal par le nitrate d'argent. Je parcours rapidement, et d'avant en arrière, l'urèthre avec le crayon caustique dont je prolonge l'application plus ou moins longtemps, suivant l'effet que je veux produire : la douleur est vive, mais passagère ; d'ordinaire survient un peu d'hématurie; je n'ai pas vu d'autre accident.

Les modifications imprimées à la muqueuse uréthrale par ces cautérisations sont si avantageuses, que trois applications de la pierre infernale suffisent en général pour amener la guérison. Mais le nitrate d'argent a lui-même ses insuccès, et on ne saurait, sans inconvénients, le continuer indéfiniment; c'est alors qu'un vésicatoire sur la région hypogastrique, les purgatifs et les bains sulfureux ou de vapeur, peuvent réussir à tarir radicalement ces gouttes si rebelles.

Je ne saurais passer sous silence l'action curative du matico dans le traitement de la blennorrhée.

En 1863, je fus sollicité par un pharmacien de cette ville, d'expérimenter le matico (*piper angustifolium*) dont les médecins anglais, ainsi que quelques médecins des hôpitaux de Paris, vantaient les propriétés antiblennorrhagiques. Avec les feuilles de l'arbuste, on mit à ma disposition une certaine quantité de capsules composées de copahu et de matico, et pour l'usage externe, de l'eau distillée de matico tenant en dissolution une minime quantité d'un sel de cuivre. La blennorrhagie aiguë écartée, l'état chronique, la blennorrhée surtout, me parururent les seuls convenables pour mettre en évidence les propriétés curatives du matico. Je n'ignore pas ce que l'addition du copahu d'un côté, et du sel de cuivre de l'autre, peuvent fournir d'arguments contre la valeur propre du matico dans les effets produits; mais je sais aussi que le copahu est impuissant contre ces gouttes, je sais encore que le sulfate de cuivre est mis au dernier rang des astringents employés contre elles en injections, de sorte que si la médication est suivie de succès, je ne devrai pas hésiter à en attribuer le mérite au matico pour la plus grande part.

J'ai donc traité par ces préparations quatorze femmes affectées de blennorrhée consécutive à une ou à plusieurs blennorrhagies antérieures.

L'infusion des feuilles a été prise en boisson et en injections par sept malades seulement : une a guéri en huit jours, trois en vingt et un jours; le traitement a dû se prolonger six semaines chez les trois autres. Les sept malades restantes ont pris avec l'infusion des feuilles, les capsules au copahu et au matico, et les injections d'eau distillée un peu cuivreuse ; cette association n'a pas exercé d'influence avantageuse sur la durée de la médication et sur les effets observés qui sont les suivants : en boisson, l'infusion des feuilles de matico ne provoque ni nausées, ni coliques, ni diarrhée. C'est probablement à cette tolérance ainsi qu'à la saveur aromatique et à l'odeur pénétrante et non désagréable du matico, que nous avons été redevables de la docilité avec laquelle les malades se sont prêtées à l'expérimentation. Elles ont bu leurs infusions et avalé consciencieusement leurs capsules. Elles n'ont jamais manqué non plus de se rendre dans le cabinet de visite où l'interne du service leur pratiquait lui-même les injections et tenait note exacte des phénomènes qui se produisaient. Les injections de matico n'ont pas déterminé de douleur sensible ni au moment du contact, ni consécutivement, pendant l'émission, plus fréquente sinon plus abondante que d'ordinaire, des urines. Celles-ci, un peu chaudes au passage, n'ont pas retenu l'odeur caractéristique du médicament. Les injections de matico n'étant point douloureuses peuvent donc être avantageusement employées dans les cas où les solutions franchement astringentes ou cathérétiques sont contre-indiquées. Au total, l'action du matico sur l'appareil urinaire me semble caractérisée comme celle des autres plantes de la famille des pipérinées, par une stimulation modérée à laquelle répondent les besoins plus fréquents d'uriner ; et localement, par un effet tonique et astringent qui ramène et maintient à ses qualités normales la sécrétion viciée de la muqueuse uréthrale.

Depuis que ces essais ont eu lieu, l'usage du matico s'est répandu ; il n'est pas un spécialiste qui ne l'emploie aujourd'hui, qui ne lui ait dû des succès et qui ne lui accorde une place à côté des médicaments les plus avantageusement prescrits dans le traitement de la blennorrhagie chronique. C'est la conclusion qui me paraissait ressortir de mes expériences à l'hôpital.

Je ne veux pas quitter le quartier des vénériennes séquestrées sans mentionner un vice de conformation aussi curieux que rare que j'y ai rencontré deux fois seulement, et dont, pendant mon internat à l'Hôtel-Dieu, un de mes collègues avait trouvé un exemple sur le cadavre d'une femme qui servait aux études anatomiques ; je veux parler de la division du vagin par une cloison médiane longitudinale. La première malade était une jeune fille de dix-huit ans, arrivée de la campagne depuis quinze jours à peine. Placée comme domestique dans un de ces mauvais cabarets de faubourg si mal hantés, elle avait été prise presque de force par un des habitués du lieu, qui lui communiqua la blennorrhagie : une membrane partant du raphé hypo-uréthral descendait sur la fourchette et sur le milieu de la paroi inférieure du vagin. Cette cloison assez épaisse sur son bord antérieur, vulvaire, divisait le vagin en deux petits conduits latéraux. Le demi-vagin gauche seul était malade : une sécrétion purulente s'échappait de son orifice béant, rouge et douloureux. Malgré la douleur, je parvins à introduire l'index et je m'assurai que la cloison se prolongeait jusqu'au fond du vagin. La cavité droite était intacte et presqu'entièrement obturée par la membrane hymen. Une sonde de femme, glissée de ce côté, venait heurter le doigt à travers la cloison médiane dont elle constatait la continuité jusqu'à l'utérus.

La deuxième malade avait vingt-huit ans : c'était une fille de maison, arrivant de Langres, et qui me prévint elle-même de la conformation particulière de ses organes génitaux. Elle était réglée régulièrement, elle n'avait jamais eu ni enfants ni grossesses. Les deux cavités vaginales, facilement dilatables, me permirent de l'examiner avec le spéculum pendant une période menstruelle. Je constatai très-distinctement au fond de chacun de ces vagins partiels un col utérin petit, mais bien dessiné. Le sang coulait goutte à goutte, lentement, de chacun de ces cols, et je notai que ces gouttes sortaient plus abondantes, plus nombreuses de la cavité utérine gauche que de l'utérus droit. Cette femme était bien constituée et jouissait, du reste, d'une excellente santé.

IV

VÉNÉRIENNES LIBRES

Si les vénériennes séquestrées sont cosmopolites, celles-ci sont, à peu d'exceptions près, lyonnaises : les départements voisins, privés d'hôpitaux spéciaux, l'Ain, l'Isère, la Loire, Saône-et-Loire, nous en envoient quelques-unes. L'hôpital de la Charité nous confie ses nourrices.

Cette population est répartie dans quatre salles contenant 70 lits. 43 de ces lits sont affectés aux plus jeunes malades non mariées ; ce sont des ouvrières à la journée, des domestiques, et, pour le plus grand nombre, des tisseuses sur la soie. Les 27 lits restants sont réservés aux femmes mariées, aux nourrices, et, accidentellement, à de jeunes enfants de six à quinze ans, victimes d'attentats aux mœurs.

Le mouvement y est très-faible. En 1867, le chiffre des entrées a été de 205 ; en 1868, il est de 203. Par comparaison avec le quartier précédent, le mouvement, pour un nombre de lits égal des deux côtés, devrait être de 433, c'est-à-dire plus du double de ce qu'il a été. Mais, par contre aussi, la qualité supplée au nombre. Chez les vénériennes libres, le chancre infectant, dont nous avons vu la fréquence chez les femmes en carte, est totalement introuvable quand elles nous arrivent. Les accidents secondaires sont les mêmes dans les deux quartiers, mais pendant que les syphilides du premier étage sont toujours près de leur début ; chez les vénériennes libres, l'explosion à la peau date presque toujours de plusieurs mois. C'est surtout parmi ces malades que je trouve les périostoses, les ostéites suppurées, les destructions partielles, plus ou moins considérables, du voile du palais, de la voûte palatine et des fosses nasales : les ecthymas et les rupias généralisés, les plaques muqueuses confluentes à l'état de suppuration ou de gangrène ; les végétations amoncelées, horribles, dont le fer rougi à blanc peut à peine voir la fin ; voilà les maladies d'une exceptionnelle gravité que présentent seules les vénériennes libres, et auxquelles il faut porter remède. D'où peut provenir ce déplorable état de choses? J'ai pu penser un moment que la cause en était dans l'extrême difficulté pour ces malheureuses de se faire admettre dans notre hôpital ; mais, depuis quatre ans, l'administration des hospices, éclairée par mes rapports antérieurs, leur a facilité l'accès de nos salles en les débarrassant des nombreuses et humiliantes formalités auxquelles elles devaient se conformer autrefois. Cette excellente mesure a reçu en outre la plus grande publicité, et cependant le nombre des malades (on peut s'en convaincre par les chiffres cités), n'a pas augmenté, et leurs maladies n'ont rien perdu de leur généralisation ni de leur gravité. La faute, si faute il y a, en est aux malades elles-mêmes, à leur honnêteté relative. En effet, ces malheureuses (les domestiques et les ouvrières), obligées, pour gagner leur vie, de quitter leurs familles dès leurs jeunes années, privées de conseils et d'appui, quelle force pourraient-elles avoir pour lutter contre les tentations et les dangers qui les entourent? Séduites, et la plupart du temps simultanément contaminées, elles se préoccupent avant tout de cacher leur faute. Si quelques sensations insolites se déclarent, comme elles ignorent la nature de ces accidents en général peu douloureux, elles les négligent ou n'opposent à ces *feux* que de simples soins de propreté. Et lorsque, éclairées par quelques indiscrétions de compagnes plus avisées, elles peuvent soupçonner ou reconnaître la véritable cause de leurs souffrances aggravées, retenues par la honte, elles laissent le mal continuer ses sourds ravages sans se plaindre, ou bien elles vont se faire traiter secrètement par ces charlatans dont les affiches salissent les murs des grandes villes, et qui ne promettent la guérison des *maladies*, que pour dépouiller plus sûrement et plus complétement leurs ignorantes victimes. Et ce n'est que lorsque celles-ci sont à bout de forces et de ressources, lorsque la souffrance les a mises dans l'impossibilité de continuer leurs travaux journaliers, qu'elles se décident à venir à cet hôpital redouté, où elles sont tout étonnées de trouver avec les soins les plus éclairés, la mansuétude, les égards et la commisération.

D'autres malades, les nourrices, infectées par leurs nourrissons, ont laissé grandir et s'enraciner ce mal inconnu (trop heureuses quand elles ne l'ont pas disséminé dans leur famille et chez les enfants voisins), et n'ont consenti à quitter leur ménage qu'à la dernière extrémité, et quand les désordres locaux et l'épuisement de leurs forces leur en a fait une inéluctable nécessité.

Enfin, à la consultation gratuite, combien ne trouvons-nous pas de mères de famille qui viennent infectées, elles et leurs nourrissons, nous demander nos soins! Nous constatons à regret que, le plus souvent, ce traitement à domicile ne donne pas de bons résultats, parce qu'il est traversé par toutes les misères et tous les soucis de la situation gênée dans laquelle elles vivent; nous les adjurons, mais inutilement d'entrer à l'hôpital. Elles le voudraient bien, car elles souffrent, et leur enfant malade excite aussi leur cœur; mais d'autres petits enfants sont restés à la maison. En l'absence de la mère, qui les soignerait? Vainement nous leur indiquons le dépôt de ces enfants à la Charité. Elles résistent et refusent. On ne s'étonnera donc pas qu'il faille à ces malades non plus des semaines, mais de longs mois et quelquefois des années pour arriver à la guérison. Eh bien! tant que pour ces vénériennes si dignes d'intérêt, le *compelle intrare* n'existera pas, et comment pourrait-il exister, elles sont libres! la bienveillance de l'administration et ses facilités charitables resteront stériles!

V

CRÈCHE

La Crèche a été établie en 1858 pour les enfants vénériens et pour leurs nourrices. On n'a pu lui attribuer à l'Antiquaille que 14 lits, et 14 berceaux, dans la petite salle Sainte-Brigitte.

En 1862, transférée aux Chazeaux, la Crèche s'est développée dans des conditions hygiéniques exceptionnellement favorables. Trente-huit berceaux et huit grands lits ont été installés dans trois salles spacieuses, auxquelles sont annexés une infirmerie de six berceaux, et une salle de récréation pour les mauvais jours.

Dans ce nouveau local, trop grand pour l'institution à son aurore, on a toléré l'admission de petits enfants dartreux dont l'âge n'excède pas cinq ans. L'accessoire n'a pas tardé à devenir le principal, si je ne considère que le nombre. Ces nouveaux venus, en effet, ont promptement garni nos salles. Grâce à eux, les lits ne chôment jamais, et sont même par moments presque insuffisants. Les chiffres suivants en sont la preuve :

La Crèche a reçu 216 malades en 1858; savoir :

Enfants dartreux.	152
— vénériens	30
Nourrices	34

Quelques mots sur chaque catégorie de malades.

A. Enfants dartreux. — Voici la statistique de leurs maladies :

MALADIES INTERCURRENTES

Croup	3
Stomatite ulcéro membraneuse	4

MALADIES DE LA PEAU

Rougeole	12
Scarlatine	1
Varicelle	1
Eczéma généralisé	3
— localisé en dehors de la tête	7
— impétignieux siégeant à la tête	66
Favus du cuir chevelu	10
— de la face	2
Prurigos et lichens généralisés	8
— — localisés	10
Herpès circiné	2
Gale	8
Ecthyma	13
Pemphigus	2
Psoriasis	1

MALADIES SCROFULEUSES

Carreau (phthisie mésentérique)	6
Phtisie pulmonaire	1
Gibbosités, rachitismes, abcès froids, ostéites suppurées de diverses régions du corps	26

Les trois cas de croup ont eu une terminaison funeste. Je n'ai pas pratiqué la trachéotomie; les insuccès dont j'ai été le témoin à la Charité et à l'Hôtel-Dieu, pendant mon internat, m'auraient presque détourné de cette opération; l'état cachectique de mes petits malades m'en a fait un devoir.

Deux stomatites diphtéritiques ont guéri, ainsi que l'enfant affecté de scarlatine.

L'épidémie de rougeole a été bénigne.

Les maladies de la peau proprement dites se localisent, sinon exclusivement, du moins avec une extrême fréquence, à la tête, dans le premier âge. Aussi les anciens auteurs faisaient-ils de ces éruptions une classe à part sous le nom de teignes. De ces dermatoses, deux seules, l'eczéma et l'impétigo y sont notées 66 fois sur 152 malades. Et en ajoutant à ce chiffre les cas de favus, d'herpès tonsurant, et un certain nombre d'éruptions papuleuses, nous voyons qu'il ne reste plus dans mon tableau, en dehors de ce siége, que la gale, l'ecthyma, le pemphigus, et le psoriasis, qui ne constituent qu'une très-faible minorité. Un ancien interne des Chazeaux, M. le docteur Planche, dans son intéressante thèse inaugurale, étudiant les dermatoses de la face et du cuir chevelu qui peuplaient les salles de la Crèche, a vérifié, après nombre d'auteurs, que chez les classes nécessiteuses, c'est le manque de soins et de propreté qui engendre la presque totalité des teignes muqueuses et granulées; en effet, si j'élimine le favus et l'herpès tonsurant, maladies parasitaires et contagieuses, auxquelles un traitement particulier, local, toujours très-long, est indispensable; si je fais une petite part aux jetées muqueuses liées à l'évolution dentaire, la clinique me dit que toutes les autres maladies sécrétantes dérivent uniquement de la misère et de la malpropreté. Mettez ces enfants dans de bonnes conditions hygiéniques et le mal disparait. A leur arrivée à la Crèche, ces petits sont immédiatement débarrassés de leur chevelure sordide; les poux, qui grouillent et pullulent sous les croûtes, sont détruits; les croûtes, à leur tour, ramollies par des applications huileuses, sont détachées par de douces frictions avec la brosse, et au bout de huit à quinze jours de ces simples soins, une bonne nourriture aidant, ces figures écailleuses, ces têtes purulentes et nauséabondes ont retrouvé le brillant et la fraîcheur ; et les traits, leurs grâces enfantines.

Ces guérisons rapides, obtenues à si peu de frais, ne laissent aucun enseignement dans l'esprit des mères de famille de la classe nécessiteuse. Ces mères croient que les éruptions du cuir chevelu sont, pour les enfants en bas âge, un bénéfice de nature. Dès lors, bien loin de chercher par des soins de tous les jours, à tenir ces têtes propres ; aussitôt qu'elles voient apparaître quelques boutons dans les cheveux, elles favorisent l'extension du mal en surchauffant leurs enfants, en laissant les parasites se développer et ajouter une nouvelle cause d'irritation à l'éruption ellemême. Aussi faut-il voir dans quel état nous arrivent à la consultation gratuite certains de ces enfants! Il sont sans bas, peu vêtus du corps, même dans la saison rigoureuse, mais leur tête puante, sordide, et hideuse, est matelassée de bonnets. Et, ce que leurs mères viennent nous demander, ce n'est pas la guérison de ces éruptions ; bien au contraire : persuadées que la santé des enfants est garantie par ces jetées muqueuses, ce qu'elles veulent, ce sont des remèdes pour favoriser la sortie de cette *rache* qui est le dépuratif le plus puissant, selon elles, des humeurs de l'enfant. Nous avons beau leur dire, que le nettoyement de la tête est la condition indispensable de la guérison ; qu'on ne voit rien de semblable chez les enfants tenus proprement dans leurs familles ; nous avons beau les convier à aller visiter les petits de la Crèche ayant les mêmes maladies, et leur répéter, sur tous les tons, que leurs pratiques absurdes exposent ces enfants aux accidents cérébraux les plus redoutables, nous ne parvenons pas toujours à les éclairer, à les persuader : quelques-unes même plutôt que de suivre nos conseils, plutôt que de se conformer à nos prescriptions, ont renoncé à revenir à la visite gratuite.

Nombre des enfants de la Crèche, après guérison, restent indéfiniment dans l'hôpital, parce que les parents ne peuvent pas, ou ne veulent pas les retirer. Des mères se sont cachées, ou ont donné au bureau de fausses adresses, pour n'avoir pas à reprendre leurs enfants guéris. Ces lenteurs, ces séjours forcés, ne sont pas toujours sans danger. Dans ce milieu qui ne leur est plus nécessaire, ces petits ont contracté des maladies qu'ils auraient certainement évitées si on eut pu les rendre à leurs familles : Quelques-uns ont succombé; les autres, entièrement abandonnés par les parents, ont dû être envoyés aux enfants trouvés.

Les scrofules comptent dans ma statistique pour plus d'un cinquième. Pour que des enfants, au seuil de la vie, puissent être dévorés par des maladies aussi graves que le sont le carreau et les caries multiples des os, par exemple, il faut, de toute nécessité, admettre comme cause permanente, non l'hérédité, mais avec la nourriture insuffisante et de mauvaise qualité, le manque complet de soins, le délaissement dans un berceau continuellement souillé par leurs déjections, ledit berceau placé lui-même dans quelque réduit humide, sans lumière et sans air.

La mort moissonne parmi ces petits déshérités : ceux qu'elle épargne, elles les laisse déformés et infirmes. Leur aspect navre le cœur, et on se demande avec inquiétude ce qu'ils vont devenir dans la vie ; leurs maux semblent une accusation contre la destinée, et leur guérison une ironie cruelle !

Scrofuleux et dartreux, le traitement est le même, lorsque la fièvre ne s'en mêle pas.

Les soins de propreté, une bonne alimentation, et quand le temps ou la saison le permettent, l'aération et l'insolation dans l'enclos, entrent pour une forte part dans la guérison.

Parmi les médicaments, l'huile de foie de morue tient le premier rang ; viennent ensuite les préparations ferrugineuses, l'iode, le quinquina, le phosphate de chaux, les amers, le sirop de Portal, etc. Ces enfants prenaient autrefois l'huile et le fer en deux temps ; mais depuis que M. Vézu, pharmacien, m'a fourni le moyen d'administrer ces deux médicaments à la fois, par la dissolution dans l'huile de morue du protoxyde de fer gélatineux, je ne prescris plus que l'huile de foie de morue ferrugineuse. Les petits malades la supportent très-bien. La dose ordinaire est de deux cuillerées à soupe tous les matins. On arrive facilement à trois et à quatre cuillerées ; plusieurs enfants même en ont avalé jusqu'à huit cuillerées par jour.

Le traitement externe devant s'adapter à la nature et à la gravité des maladies que je viens d'énumérer, comporte une multiplicité d'indications et surtout de préparations pharmaceutiques, dont l'énumération ne saurait trouver place dans ce rapide exposé.

B. Nourrices et enfants vénériens. — Les nourrices sont au nombre de 34 ; mais 22 seulement appartiennent à la syphilis par elles-mêmes ou par leurs nourrissons : je ne m'occuperai que de celles-là.

Six, à leur entrée aux Chazeaux n'ont présenté aucun symptôme extérieur de la maladie.

Seize étaient manifestement syphilitiques. Dans ce groupe, cinq présentaient encore la lésion initiale, le chancre induré. Cet ulcère siégeait sur le mamelon ou sur l'aréole mammaire de quatre malades ; les nourrissons qui leur avaient communiqué le mal étaient en proie à des accidents plus anciens. Quant à la cinquième nourrice, c'est à la lèvre supérieure que s'était développé le chancre huntérien. Cette femme venait de la Charité au onzième jour de sa couche ; son enfant bien développé était parfaitement portant : au quarante-unième jour, la maladie a fait explosion chez le nouveau-né par une éruption papuleuse généralisée.

Les onze nourrices restantes étaient en plein développement de la maladie ; je me borne à énoncer les formes qu'elle revêtait : ulcérations secondaires de la bouche, des amygdales, impétigo du cuir chevelu, plaques muqueuses confluentes, syphilides squameuses graves, iritis, etc.

Toutes ces nourrices ont guéri. Trois d'entre elles, enceintes à leur entrée, ont accouché dans l'hôpital : un des nouveaux-nés est mort le quatorzième jour après sa naissance ; des deux restants, l'un, au quarante-unième jour, a été affecté d'ulcérations spécifiques aux commissures labiales et quelques jours après, à l'anus, l'autre est resté indemne : la mère de ce dernier était en traitement depuis le sixième mois de sa grossesse, et n'avait au jour de son accouchement aucun vestige de la maladie : toutefois, je dois dire qu'au 31 décembre 1868, date de l'expiration de mes fonctions, cet enfant n'avait que cinquante jours ; il n'y aurait donc rien d'extraordinaire à ce que les signes de l'infection aient paru un peu plus tard.

J'ai dit plus haut que six nourrices ne présentaient aucun symptôme de syphilis, et pourtant leurs enfants sont devenus syphilitiques peu après la naissance ; les antécédents de ces filles mères rendent compte de cette apparente anomalie.

Les filles-mères, au nombre de 16, sont jeunes : une seule a trente-trois ans ; l'âge des 15 autres oscille entre vingt et vingt-cinq ans.

Les six nourrices sont mariées : elles sont presque vieilles, comparées aux filles-mères. Elles ont dépassé la trentaine ; l'une d'elles a quarante ans. Ces nourrices viennent de la campagne; elles ont eu de nombreux enfants et plusieurs nourrissons ; leurs maris et leurs enfants jouissent d'une excellente santé. Pendant l'allaitement d'un dernier enfant étranger, elles ont pris des boutons aux seins. Ces précédents doivent suffire à préjuger de quel côté est venu le mal. L'examen comparatif, quand il est possible, des lésions présentées par elles et par leurs nourrissons, lève toute incertitude. Et dire qu'il n'y a qu'un petit nombre d'années que ces malheureuses nourrices, ignorantes, innocentes et infectées par la bouche ulcérée d'un enfant inconnu, étaient cependant accusées d'avoir elles-mêmes transmis le virus à cet enfant, et victimes, souvent condamnées comme coupables ! Les études cliniques, les recherches, les publications récentes, ont jeté sur cette question de la syphilis des nourrices une vive lumière, ont dissipé des préventions, détruit des erreurs et ont permis de faire porter la responsabilité du délit, non sur les nourrices, presque toujours innocentes, mais sur les véritables auteurs de l'infection, les nourrissons et leurs ascendants.

Des 30 enfants reconnus syphilitiques, 20 ont guéri, 10 sont morts, soit 1 décès sur 3 malades. La mort est arrivée pour le plus grand nombre dans le cours de la première semaine de la naissance. Ainsi, un enfant a donné signe de vie quelques heures à peine : cinq n'ont passé que quelques jours dans nos salles, six jours en moyenne. L'âge d'un côté, et de l'autre la rapidité de la terminaison funeste disent assez la gravité de l'affection, et je dois ajouter que, pour quelques-uns, aucune médication n'a pu être mise en usage, la mort étant survenue le jour ou le lendemain de leur entrée aux Chazeaux. Quant à ceux dont la vie a pu être prolongée d'une semaine ou deux, la constatation de leur état à leur arrivée, ne nous a permis ni espérance, ni illusion sur le résultat final. Un, seulement, a vécu plusieurs mois.

Les 20 enfants qui ont guéri, sauf un qui n'avait que 41 jours lorsqu'il a été mis en traitement, étaient âgés de trois mois à un an : ce qui prouve une fois de plus ce que j'ai constaté et consigné dans mes précédents rapports, savoir : que la syphilis est surtout grave lorsqu'elle éclate dès les premiers jours de la vie, et que plus son apparition s'éloigne de la naissance, plus grandes et nombreuses sont les chances de curabilité. La non léthalité de la syphilis chez le jeune homme et chez l'adulte devait, *à priori*, conduire à cette conclusion.

Les altérations de la peau observées chez cette catégorie de malades sont classées dans le tableau suivant :

Coryza syphilitique	12
Plaques muqueuses de la bouche	8
— — de l'anus	5
— — des organes génitaux	4
Syphilide papuleuse	6
Ecthyma des membres inférieurs	3
Pemphigus plantaire	2

J'ai cherché dans les autopsies cadavériques les lésions viscérales attribuées à la syphilis. Ce qui frappe surtout dans l'aspect de ces petits cadavres, c'est le ratatinement, c'est l'atrophie de tous les organes, de tous les tissus qui sont mous et faciles à déchirer ; j'excepte le foie que j'ai toujours trouvé sec et augmenté de densité. Je n'ai pas rencontré de tubercules dans cet organe ni de cicatrices fibreuses sur sa surface. Le thymus m'a présenté quelquefois dans son parenchyme le liquide puriforme signalé par M. Dubois. J'ai noté une fois l'hypertrophie de la rate, une fois aussi la sclérose du bulbe rachidien. La dégénérescence amyloïde du rein, et une hépatisation des lobes inférieurs des deux poumons, ont été les seuls désordres que l'autopsie a révélés sur deux autres cadavres : enfin, d'assez nombreux tubercules pisiformes, sans ulcérations intestinales, sans traces de péritonite, tapissaient le mésentère chez une petite fille morte au vingtième jour de sa naissance, vierge de tout symptôme externe de syphilis, et qui était allaitée par une nourrice traitée pour des accidents secondaires graves.

Ces altérations organiques, et toutes celles que différents cliniciens ont trouvées chez les fœtus ou chez les nouveaux-nés syphilitiques qui n'ont vécu que quelques jours, n'ont pas de caractères propres et faciles à reconnaître, faciles à apprécier, et par lesquels on puisse les rattacher avec certitude à l'action du virus infectant : on ne saurait pourtant méconnaître l'influence délétère, toxique, j'ose dire, de la syphilis, sur ces organismes en voie de formation ; on doit donc légitimement rapporter à ce principe morbide, à cet agent contagieux, les désordres mis en lumière par les nécropsies. Je serai plus réservé lorsqu'il s'agit des adultes : je ne trouve pas assez précis, assez tranchés, les caractères que l'on assigne à cet âge, aux lésions viscérales de la syphilis ; je pense que nombre d'entre elles ne sont pas du fait de l'infection chancreuse, et n'ont avec cette maladie que de simples relations de coïncidence.

Toute mère qui allaite son enfant affecté de syphilis congénitale est traitée comme syphilitique, alors même qu'elle ne présente, à ce moment, aucun symptôme, aucune trace de cette maladie. Ce traitement a été indiqué pour l'adulte à propos des vénériennes séquestrées. Je n'ai pas à le reproduire ici. Toutefois, je dois ajouter que, pour les nourrices, le régime alimentaire est plus soigné et plus varié ; un peu de vin en fait partie, tandis que les autres malades ne boivent que de l'eau.

La médication des nouveaux-nés allaités par leurs mères est la suivante : de la naissance à la fin du deuxième mois j'ordonne une cuillerée à café d'un sirop ainsi composé :

Sirop de Cuisinier simple	500 grammes.
Sublimé corrosif.	0,10 centigr.

La cuillerée à café, dont le poids est de 6 grammes, contient 1 milligramme et quart environ de sublimé : elle est mêlée à quatre cuillerées à thé de lait ou d'eau sucrée. Je fais prendre ce mélange en quatre fois dans la journée, soit une cuillerée toutes les trois heures. A partir de l'âge de deux mois, je prescris deux cuillerées à café de ce sirop par jour ; les enfants les plus vigoureux en prennent jusqu'à trois : vers neuf ou dix mois, j'élève encore la dose d'une cuillerée à café. Ces quatre cuillerées contiennent un demi-centigramme de sublimé. Par la dilution du médicament dans le lait ou l'eau sucrée, et par son administration à doses minimes et espacées, j'ai à peu près constamment évité les douleurs, les crampes d'estomac et les vomissements ; et l'on sait combien les enfants vomissent avec facilité !

Je n'ai pas donné suite à quelques essais infructueux de traitement par les frictions mercurielles sur la région hypochondriaque droite.

Localement, j'emploie les pommades adoucissantes ou hypnotiques plus ou moins calomélisées : je fais usage aussi d'un mélange de calomelas, 1 partie, et d'amidon, 10 parties, pour saupoudrer les surfaces excoriées ; enfin je complète ces applications locales par des bains de sublimé : la dose de sel mercuriel est de 30 centigrammes en commençant, puis 50, ensuite 75 centigrammes ; j'arrive même à 1 gramme, mais pas au delà.

Ce traitement est aussi celui des enfants qui ne sont pas allaités. Le lait maternel ou de la nourrice est remplacé par un quart de litre de lait d'ânesse qui leur est donné le matin, au moment où il vient d'être trait. Dans la journée, le lait de vache pur ou coupé, soit avec des tisanes, soit avec des crêmes progressivement épaissies de gruau, d'orge, de riz, constitue leur alimentation jusqu'à six ou sept mois. Des aliments plus solides et plus substantiels sont prescrits à ceux qui touchent à la fin de la première année.

Le traitement antisyphilitique des nouveaux-nés est prolongé au delà des limites que j'ai assignées à celui de l'adulte : pour les mêmes accidents, il dure environ un mois de plus.

Que deviennent ces enfants après guérison? Je ne saurais répondre catégoriquement à cette question. Je ne me souviens pas d'en avoir vu revenir à la Crèche en état de récidive, et je n'ai eu qu'un bien petit nombre de fois l'occasion d'en retrouver quelques-uns en ville. Ceux-là jouissaient d'une bonne santé et leur développement n'était pas enrayé. En est-il de même de tous les autres? C'est ce que je ne saurais dire. On peut le croire, il serait téméraire de l'affirmer. Il y a là une lacune à combler, des recherches à faire pour l'élucidation de cette question se rattachant à l'étude de la syphilis.

La Crèche a onze ans d'existence. Dans cet espace de temps, elle a reçu 312 enfants syphilitiques : 203 ont guéri; 109 sont morts; c'est environ 1 décès pour 2 guérisons. Tel est le résultat brut. En soumettant à un examen rigoureux, scientifique, les éléments qui l'ont fourni, et c'est ce que, partiellement d'année en année, je n'ai pas oublié de faire dans mes rapports, je pourrais grossir ce succès; tel qu'il est, l'administration veut bien m'en féliciter et se déclarer d'autant plus satisfaite qu'elle avait peu confiance; car, dans son compte moral de 1858, elle écrivait : « Il est au moins douteux que l'on puisse guérir un enfant réellement syphilitique; ils meurent tous dans le premier mois, sinon dans les premiers jours qui suivent leur naissance. » Et c'est en effet ce qui était arrivé jusqu'alors. A la Charité, on disait : « Enfant syphilitique, enfant mort. » Pour moi, j'étais moins découragé : quelques guérisons de syphilis infantile dans ma clientèle de la ville, me donnaient l'espérance d'en obtenir dans l'hôpital, si je parvenais à placer mes petits malades dans les conditions favorables du traitement à domicile. Cette pensée m'avait fait demander avec les plus vives instances la création d'un quartier séparé pour les nourrices vénériennes et leurs nourrissons.

A l'espoir de réussir que l'avenir seul pouvait changer en certitude, j'ajoutais l'énumération d'autres avantages, ceux-là palpables et actuels : C'étaient ceux que donnait tout de suite le groupement, dans un même milieu, des mères et de leurs enfants.

A mon entrée en fonctions comme médecin en chef, les vénériennes enceintes faisaient leurs couches dans la salle même où elles étaient placées, sous les yeux de leurs compagnes de débauche. Les filles-mères et leurs enfants que la Charité nous envoyait, étaient disséminées dans les différentes salles de l'hospice où se trouvaient des lits disponibles. Cet éparpillement était préjudiciable aux mères et aux nouveau-nés. Je ne parle pas des autres malades leurs voisines ; celles-ci, troublées dans leur sommeil par les vagissements de ces enfants, se livraient la nuit au désordre et au bruit. La réunion dans un quartier séparé des mères et de leurs enfants, était donc indispensable pour maintenir l'ordre et le silence, et pour rendre plus faciles et plus efficaces la surveillance et les soins incessants dont les nouveau-nés ont tant besoin.

L'administration hospitalière fit constater les inconvénients et les dangers de ce qui existait, et ayant apprécié les avantages de la mesure demandée, décida sur le rapport de M. l'administrateur Duport Saint-Clair, l'établissement d'une infirmerie particulière, où seraient placés avec leurs mères, les enfants nés dans le service, ceux que nous enverrait la Charité comme suspects, et ceux enfin qui pourraient nous être apportés de la ville.

Telle fut l'origine de la Crèche.

J'avais l'intention d'en présenter cette année une étude générale depuis sa fondation : le temps ne m'a pas manqué seul pour ce long travail; les matériaux recueillis, incomplets et insuffisants, je dois l'avouer, m'ont surtout mis dans la nécessité de renoncer à mon projet, et de me renfermer dans les limites de mes rapports antérieurs : toutefois, je devais à la Crèche une mention particulière. Ayant eu l'initiative de sa création, j'ai dû prendre le plus sérieux intérêt à ses développements, et éprouver une vive satisfaction des résultats qu'elle m'a permis d'obtenir. En constatant une dernière fois que le succès a dépassé les prévisions les plus optimistes, je ne suis pas guidé par un calcul de puérile vanité; j'obéis à l'impulsion de sentiments bien avouables.

Lorsque j'ai été placé à la tête du service médical de l'Antiquaille, je me suis efforcé, par mon exactitude et mes soins aux malades, de ne pas rester au-dessous de ma tâche; consoler, soulager, guérir, ont été ma constante préoccupation; j'ai eu aussi l'ambition de mériter que mon nom fût honorablement inscrit dans les annales de la charité hospitalière. L'établissement de la Crèche me donne toute satisfaction à cet égard; et je ne pouvais espérer, en arrivant au terme de mes fonctions, une plus flatteuse récompense que le témoignage suivant : « Nous tenons particulièrement, m'écrit M. le président du conseil d'administration des hospices, à vous remercier des résultats que vous avez obtenus dans le traitement des petits enfants syphilitiques, dont vous avez surtout, avec M. Duport Saint-Clair, institué le service, alors que les spécialistes les plus distingués, à Paris, quelques-uns mêmes à Lyon, n'osaient faire une proposition à cet égard ; parce qu'ils considéraient, comme voués à une mort prochaine et inévitable, ces malheureux enfants dont le nouveau service a sauvé, en moyenne, environ la moitié. »

www.ingramcontent.com/pod-product-compliance
Ingram Content Group UK Ltd.
Pitfield, Milton Keynes, MK11 3LW, UK
UKHW021217230726
13926UKWH00003B/1078

9 782016 156568